Appendektomie

(Operation zur Blinddarmentfernung)

Alles was du wissen musst

Dr. Sheila Harrison

Haftungsausschluss

Dieser Inhalt dient der allgemeinen Information über die Erkrankung und soll Sie in die Lage versetzen, bei Bedarf umgehend ärztliche Hilfe in Anspruch zu nehmen, um Komplikationen vorzubeugen. Es muss unbedingt betont werden, dass diese Informationen keinen Ersatz für die Konsultation eines qualifizierten Arztes darstellen. Der Bereich der medizinischen Wissenschaft entwickelt sich ständig weiter und aufgrund der Dynamik des medizinischen Wissens empfehlen wir, den Rat eines Experten einzuholen, wenn Sie auf Unstimmigkeiten stoßen oder beabsichtigen, auf der Grundlage der in diesem Inhalt enthaltenen Informationen Maßnahmen zu ergreifen. Missachten Sie niemals die professionelle medizinische Beratung und verzögern Sie die Behandlung niemals auf der Grundlage von Informationen, die Sie online, einschließlich dieses Materials, oder aus einer anderen Online-Quelle gelesen haben. Denken Sie immer daran, dass das Internet Sie nicht heilen kann. Heilung kommt vielmehr durch die Führung medizinischer Fachkräfte und die Vorsehung Gottes zustande.

VORSICHT: Diskretion des Lesers Achtung, da einige Bildinhalte störend sein können.

Inhaltsverzeichnis

Rezension (Anhang)

Im Bereich der medizinischen Notfälle ist eine Blinddarmentzündung eine häufige Erkrankung, die sofortige ärztliche Hilfe erfordert. Eine Appendektomie ist ein chirurgischer Eingriff zur Entfernung eines entzündeten Blinddarms. Es ist von entscheidender Bedeutung, die Bedeutung einer Blinddarmoperation oder Blinddarmentfernung, die Symptome, die ihre Notwendigkeit rechtfertigen, und den damit verbundenen chirurgischen Prozess zu verstehen. Ziel dieses umfassenden Artikels ist es, uns ausführlich zu erklären, was eine Appendektomie mit sich bringt und warum sie für das Wohlbefinden eines Patienten von entscheidender Bedeutung ist.

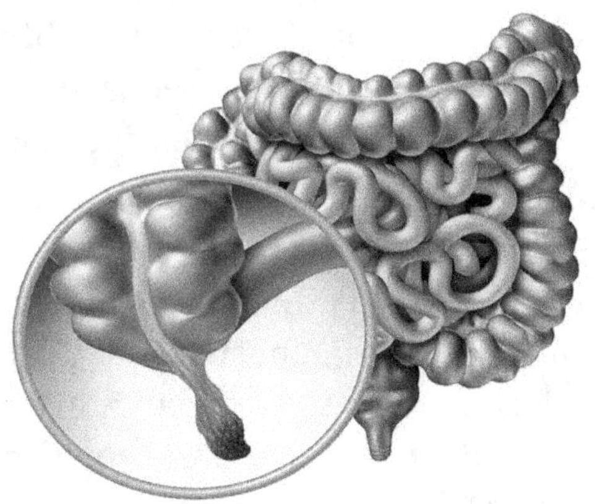

Komplikationen einer Blinddarmentzündung

Eine Blinddarmentzündung kann unter bestimmten Umständen Komplikationen wie einen Abszess (eine lokalisierte Infektionsherd) oder eine Bauchfellentzündung verursachen. Treten schwerwiegende Komplikationen auf, ist häufig ein chirurgischer Eingriff zur Drainage des Abszesses und zur Entfernung des Blinddarms erforderlich.

Es ist zu beachten, dass nicht in allen Fällen von Magenschmerzen eine Blinddarmentfernung erforderlich ist. Andere Krankheiten können ähnliche Symptome verursachen. Daher ist eine ordnungsgemäße Diagnose durch einen Arzt unerlässlich, bevor entschieden wird, ob eine Operation notwendig ist. Wenn eine Blinddarmentzündung vermutet, aber nicht bestätigt wird, können vor der Durchführung einer Blinddarmentfernung eine Beobachtungsphase oder weitere diagnostische Tests angezeigt werden.

Ein Gesundheitsexperte entscheidet letztendlich auf der Grundlage einer gründlichen Untersuchung der Symptome des Patienten, einer körperlichen Untersuchung und diagnostischer Testergebnisse, ob eine Blinddarmentfernung durchgeführt werden soll. Ziel ist es, eine Blinddarmentzündung so schnell wie möglich und so gründlich wie möglich zu behandeln, um Komplikationen zu vermeiden und dem Patienten das bestmögliche Ergebnis zu bieten.

Abschnitt 1

Was ist ein Anhang?

Der Blinddarm ist eine winzige, fingerartige Struktur im rechten Unterbauch. Es ist mit dem Blinddarm, dem ersten Abschnitt des Dickdarms oder Dickdarms, verbunden. Die Länge beträgt normalerweise 10 cm, dies kann jedoch von Person zu Person unterschiedlich sein.

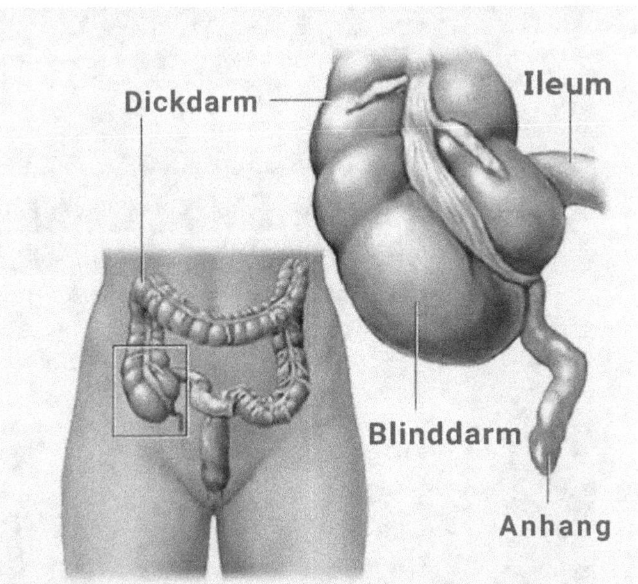

Umfangreiche Forschungen in der Medizin haben die genaue Funktion des Blinddarms noch nicht geklärt. Früher dachte man, der Blinddarm sei ein verkümmertes Organ ohne wirklichen Zweck, doch neue Forschungsergebnisse deuten darauf hin, dass er für die Leistung des Immunsystems und das mikrobielle Gleichgewicht im Darm wichtig sein könnte. Es ist wichtig zu bedenken, dass eine Appendektomie bzw. Entfernung des Blinddarms in der Regel keine langfristigen gesundheitlichen Probleme zur Folge hat.

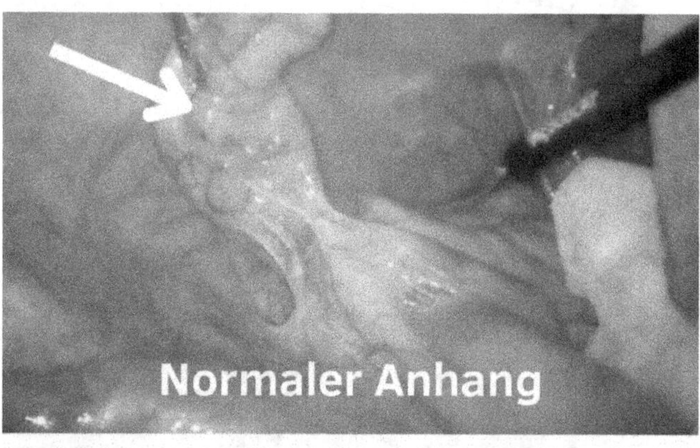

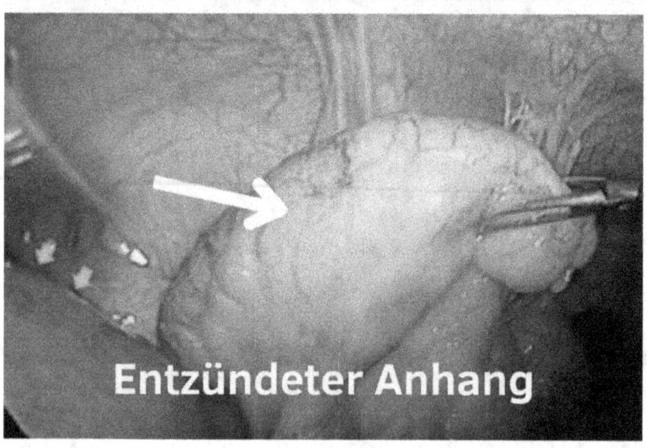

Sektion 2

Was ist eine Appendektomie?

Die chirurgische Entfernung des Blinddarms wird als Appendektomie bezeichnet. Die häufigste Anwendung dieser Operation ist die Notfallbehandlung einer Blinddarmentzündung. Eine Entzündung, die entsteht, wenn der Blinddarm infiziert und entzündet wird, wird Blinddarmentzündung genannt. Personen, bei denen in der Vergangenheit wiederkehrende Blinddarmentzündungen aufgetreten sind, können diese auch als vorbeugende Maßnahme durchführen lassen.

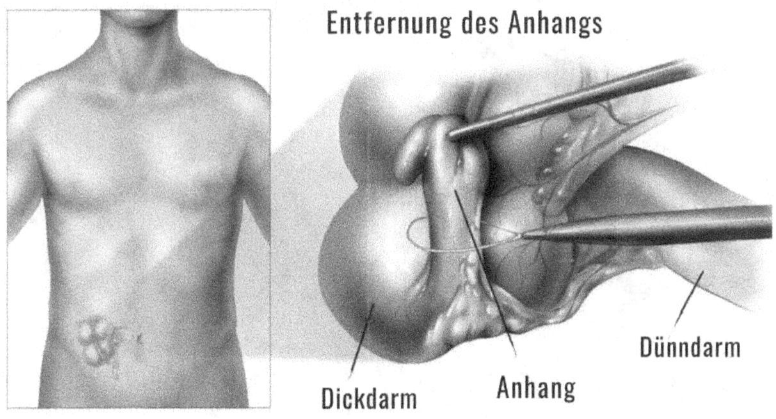

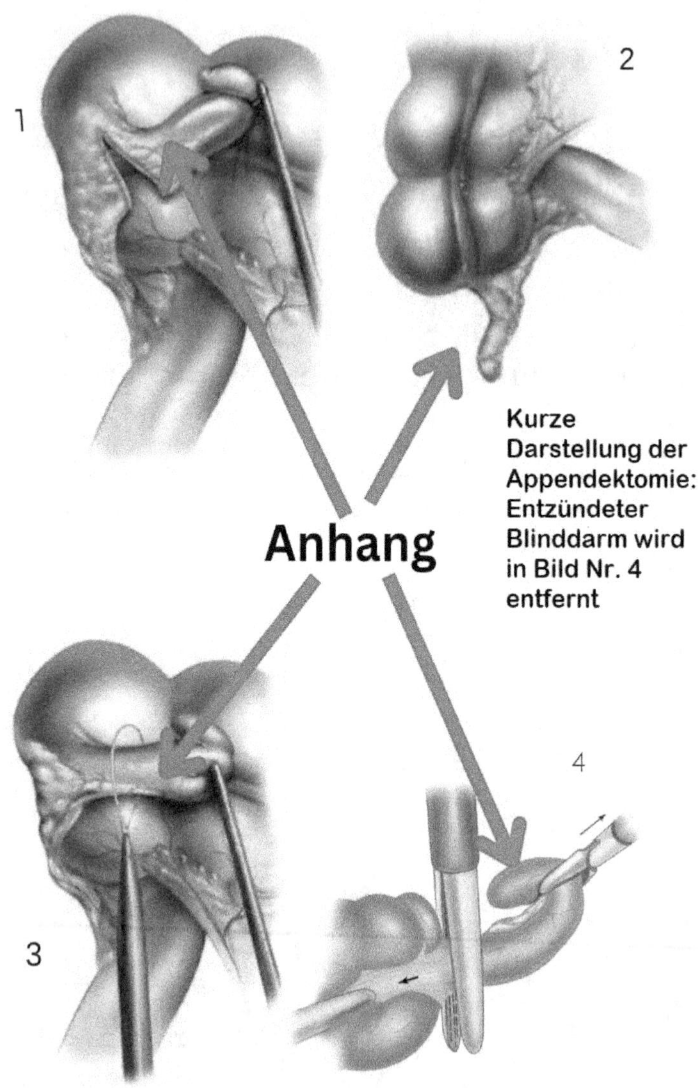

1
2
Anhang
Kurze
Darstellung der
Appendektomie:
Entzündeter
Blinddarm wird
in Bild Nr. 4
entfernt
3
4

Wie häufig kommt eine Appendektomie vor?

Weltweit stellt Blinddarmentzündung weiterhin ein ernstes Problem für die öffentliche Gesundheit dar. Nach Angaben des National Institute of Diabetes and Digestive and Kidney Disease ist bei einer Blinddarmentzündung, von der fünf bis neun von 100 Menschen betroffen sind, eine Appendektomie erforderlich. Trotz der weit verbreiteten Meinung, dass eine Blinddarmentzündung in Indien selten vorkommt oder gar nicht auftritt, handelt es sich dennoch um einen der häufigsten und schwerwiegendsten Notfälle im Bauchraum, die eine Operation erfordern. Untersuchungen zufolge waren Äthiopien, Indien und Nigeria die Länder mit dem größten Anstieg der altersstandardisierten Prävalenzrate zwischen 1990 und 2019.

Wann ist eine Blinddarmentfernung nötig?

Wenn eine Blinddarmentzündung diagnostiziert wird, ist in der Regel eine Blinddarmentfernung die Behandlungsmethode. Das Kennzeichen einer Blinddarmentzündung ist eine Entzündung des Blinddarms, die typischerweise durch einen Verschluss des Organs hervorgerufen wird.

Verstopfungen im Blinddarm können zu Infektionen, erhöhtem intraperitonealen Druck und möglicherweise gefährlichen Folgen wie einem Blinddarmreiz führen.

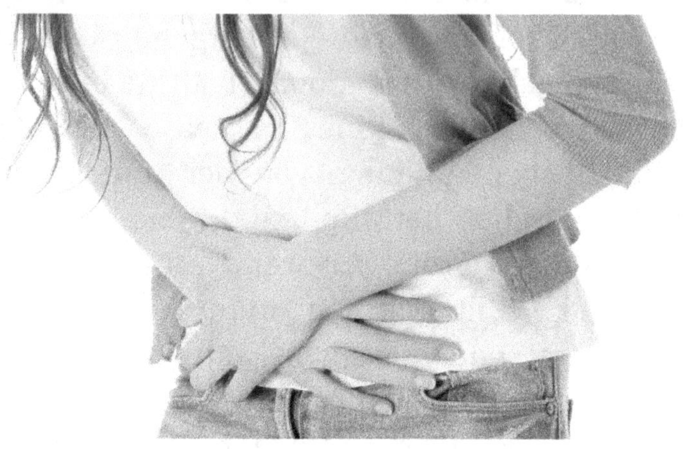

Bei der Entscheidung für eine Appendektomie spielen das Ausmaß der Beschwerden, die Ergebnisse diagnostischer Untersuchungen und die Befunde der körperlichen Untersuchung eine Rolle. Im Allgemeinen erfordern folgende Umstände eine Appendektomie:

- **Akute Blinddarmentzündung:**Bei einer akuten Blinddarmentzündung, bei der der Blinddarm entzündet ist und erhebliche Schmerzen verursacht, ist in der Regel eine chirurgische Entfernung erforderlich. Eine akute Blinddarmentzündung ist ein medizinischer

Notfall und eine Verzögerung der Behandlung kann zu Komplikationen wie einem Blinddarmdurchbruch und einer Peritonitis (Infektion und Entzündung der Bauchhöhle) führen.

- **Verdacht auf Blinddarmentzündung mit anhaltenden Symptomen:**Selbst in Fällen, in denen die Diagnose einer Blinddarmentzündung nicht eindeutig ist, kann bei anhaltenden Symptomen und starkem Verdacht auf eine Blinddarmentzündung eine Blinddarmentfernung durchgeführt werden. Dies gilt insbesondere dann, wenn sich die Symptome des Patienten verschlimmern oder wenn diagnostische Tests nicht eindeutig sind, aber auf eine Blinddarmentzündung hinweisen.

- **Wiederkehrende Blinddarmentzündung:**Wenn eine Person mehrere Episoden einer Blinddarmentzündung hat, kann ihr Arzt eine Blinddarmentfernung empfehlen, um zukünftige Episoden und mögliche Komplikationen zu verhindern.

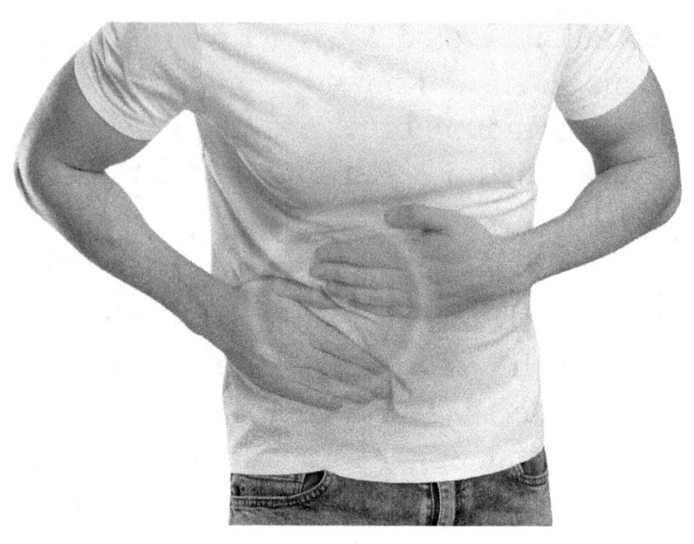

Sektion 3

Arten der Appendektomie (Operation zur Blinddarmentfernung)

Eine Appendektomie ist eine häufige chirurgische Behandlung. Zur Durchführung dieses Eingriffs können Chirurgen verschiedene Verfahren wie offene Chirurgie, laparoskopische Chirurgie und laparoskopische Einzel Inzision Chirurgie (SILS) anwenden.

- **Offene Appendektomie:** Das Standardverfahren zur Entfernung des Blinddarms ist eine offene Appendektomie. Der Zugang zum Blinddarm erfolgt bei diesem Verfahren durch einen Arzt, der einen großen Einschnitt an der unteren rechten Seite des Bauches vornimmt. Mit dieser Technik kann der Chirurg den Blinddarm direkt sehen und bearbeiten. Diese Technik funktioniert am besten in komplexen Fällen oder wenn der Blinddarm gerissen ist, da sie den Zugang zum Blinddarm ermöglicht. In den meisten Fällen betäuben Chirurgen ihre Patienten während dieser Operation. Nach der Operation kann für die Patienten ein Krankenhausaufenthalt von einigen Tagen erforderlich sein. Längere Erholungszeiten und ein höheres Komplikationsrisiko sind mögliche Folgen einer offenen Appendektomie.

- **Laparoskopische Appendektomie:**Eine weniger aufdringliche Methode ist die laparoskopische Appendektomie. Dabei werden vom Chirurgen mehrere winzige Bauchschnitte angelegt, um ein Laparoskop und andere chirurgische Instrumente einzuführen. Mit einem Laparoskop, einem winzigen, dünnen Schlauch, der mit einer Kamera und einer Lichtquelle ausgestattet ist, kann der Chirurg den Blinddarm und das umgebende Gewebe auf einem Videomonitor sehen. Durch die winzigen Schnitte entfernt der Chirurg dann mit Hilfe von Spezial Instrumenten den Blinddarm. Wenn Sie sich einer laparoskopischen Appendektomie im Gegensatz zu einem offenen Eingriff unterziehen, verspüren Sie möglicherweise weniger Beschwerden, verbringen weniger Zeit im Krankenhaus und erholen sich schneller. In vielen Situationen funktioniert diese Methode jedoch möglicherweise nicht, beispielsweise wenn der Blinddarm geplatzt ist.

- **Laparoskopische Einzel Inzision Chirurgie (SILS):** Eine Art der laparoskopischen Chirurgie wird als laparoskopische Einzel Inzision Chirurgie (SILS) bezeichnet. Dies gilt heute als minimalinvasive chirurgische Entwicklung. Diese Behandlung wird von einem Chirurgen über einen einzigen, winzigen Bauchschnitt durchgeführt. Diese Methode hinterlässt möglicherweise noch weniger Narben. Da es sich jedoch um einen technisch komplexen Prozess handelt, ist SILS nicht in jeder Situation geeignet.

Das Ausmaß und die Komplexität der Blinddarmentzündung, der allgemeine Gesundheitszustand des Patienten sowie die Präferenz und Erfahrung des Chirurgen spielen alle eine Rolle bei der Art der durchgeführten Blinddarmentfernung. Ihr Arzt wird mit Ihnen über die beste Vorgehensweise unter Berücksichtigung Ihrer individuellen Umstände sprechen.

Sektion 4
Risikofaktoren einer Blinddarmentfernung Operation

Die Appendektomie, ein chirurgischer Eingriff, der weithin für seine Sicherheit und Wirksamkeit anerkannt ist, gilt als Verfahren mit einer bemerkenswert geringen Komplikationshäufigkeit. Dennoch ist es, wie es für jeden chirurgischen Eingriff typisch ist, unbedingt zu beachten, dass dieser Eingriff mit bestimmten geringfügigen Risiken verbunden ist. Die möglichen Komplikationen sind wie folgt:

☑ Infektion

Eine Infektion an der Operationsstelle oder im Bauchraum ist eine mögliche Komplikation einer Appendektomie. Infektionen der Operationsstelle sind bei unkomplizierter Blinddarmentzündung relativ selten, können jedoch bei bis zu 10 % der Patienten mit perforiertem Blinddarm auftreten.

- **Ursache:** Der Blinddarm ist ein kleines, fingerförmiges Organ, das sich im rechten Unterbauch befindet. Es ist normalerweise nicht infiziert, aber wenn es verstopft ist, können sich Bakterien vermehren und eine Infektion verursachen. Wenn der Blinddarm reißt, kann sich die Infektion auf den Bauchraum ausbreiten.

- **Symptome:** Die häufigsten Anzeichen einer Infektion nach einer Blinddarmentfernung können verstärkte Schmerzen, Rötung, Wärme, Schwellung, Ausfluss oder Eiter aus der Einschnittstelle, Fieber und Unwohlsein sein.

- **Behandlung:** Die Behandlung einer Infektion an der Operationsstelle oder im Bauchraum umfasst in der Regel Antibiotika. In einigen Fällen muss der Einschnitt möglicherweise erneut geöffnet werden, um die Infektion abzuleiten.

☑ Blutung

Übermäßige Blutungen während oder nach der Operation stellen ein Risiko dar, kommen jedoch relativ selten vor. Hierbei handelt es sich jedoch um einen Notfall und der Patient muss so schnell wie möglich den Arzt konsultieren. Darüber hinaus ist die Blutung nach einer laparoskopischen Appendektomie im Allgemeinen geringer.

- **Ursache:** Während oder nach einer Operation kann es zu Blutungen kommen, wenn ein Blutgefäß versehentlich durchtrennt wird. Dies ist wahrscheinlicher, wenn sich der Blinddarm an einer schwer zugänglichen Stelle befindet.
- **Symptome:** Dazu können Blut im Urin oder Stuhl oder ein Blutdruckabfall gehören.
- **Behandlung:** Die Behandlung einer Blutung umfasst in der Regel eine Operation, um die Blutung zu stoppen. In manchen Fällen können auch Bluttransfusionen notwendig sein.

☑ Unerwünschte Reaktion auf Anästhesie

Die während der Operation angewendete Vollnarkose kann bei einigen Patienten eine allergische Reaktion oder andere Komplikationen hervorrufen.

- **Ursache:** Eine Vollnarkose ist ein Medikament, mit dem ein Patient während einer Operation eingeschläfert wird. Es kann eine Reihe von Nebenwirkungen hervorrufen, darunter allergische Reaktionen, Übelkeit und Erbrechen.
- **Symptome:** Zu den Symptomen einer allergischen Reaktion auf eine Vollnarkose können Nesselsucht, Schwellung,

Atembeschwerden oder ein Blutdruckabfall gehören.

- **Behandlung:** Die Behandlung einer allergischen Reaktion auf eine Vollnarkose umfasst in der Regel die Verabreichung von Medikamenten, um die Reaktion zu stoppen. In manchen Fällen muss der Patient möglicherweise zur Beobachtung im Krankenhaus bleiben.

☑Verletzung benachbarter Organe

In seltenen Fällen kann der Blinddarm in der Nähe anderer Organe wie dem Darm oder der Blase liegen. Diese Organe können während der Operation versehentlich beschädigt werden.

- **Ursache:** Der Blinddarm befindet sich in einem relativ kleinen Raum im Bauchraum. Es ist möglich, dass der Chirurg während der Operation versehentlich ein anderes Organ beschädigt, insbesondere wenn der Blinddarm entzündet oder infiziert ist.

- **Symptome:**Zu den Symptomen einer Verletzung eines nahegelegenen Organs können Schmerzen, Blutungen oder eine Änderung der Stuhlgewohnheiten gehören.

- **Behandlung:** Die Behandlung einer Verletzung eines nahegelegenen Organs hängt vom Ausmaß der Schädigung ab. In einigen Fällen muss das Organ möglicherweise repariert oder entfernt werden.

☑ Darmverschluss

In seltenen Fällen kann es nach der Operation zu einem Darmverschluss kommen, der Symptome wie Übelkeit, Erbrechen oder Bauchschmerzen verursacht.

- **Ursache:** Ein Darmverschluss kann auftreten, wenn der Darm nach der Operation nicht richtig zusammengenäht wird. Dies kann dazu führen, dass sich der Darm verdreht oder geknickt, wodurch der Nahrungs- und Abfallfluss blockiert werden kann.

- **Symptome:** Dazu können Übelkeit, Erbrechen, Bauchschmerzen und Verstopfung gehören.

- **Behandlung:** Die Behandlung eines Darmverschlusses umfasst in der Regel eine Operation zur Korrektur des Verschlusses. In manchen Fällen muss der Patient möglicherweise zur Beobachtung im Krankenhaus bleiben.

☑ Längere Erholung

Bei einigen Patienten kann es aufgrund von Faktoren wie Alter, Vorerkrankungen oder der Schwere der Blinddarmentzündung zu einer längeren Erholungsphase kommen.

- **Ursache:** Die Erholungszeit nach einer Appendektomie variiert von Person zu Person. Einige Menschen können möglicherweise noch am Tag der Operation nach Hause gehen, während andere vielleicht einige Tage im Krankenhaus bleiben müssen. Die Genesungszeit wird auch von Faktoren wie dem Alter, Vorerkrankungen und der Schwere der Blinddarmentzündung beeinflusst.

- **Symptome:** Zu den Symptomen einer längeren Genesung können Schmerzen, Müdigkeit und Bewegungsschwierigkeiten gehören.

- **Behandlung:** Die Behandlung einer längeren Genesung umfasst in der Regel Ruhe- und Schmerzmedikamente. In manchen Fällen kann auch eine Physiotherapie hilfreich sein.

Abschnitt 5
Details zum Appendektomie Verfahren

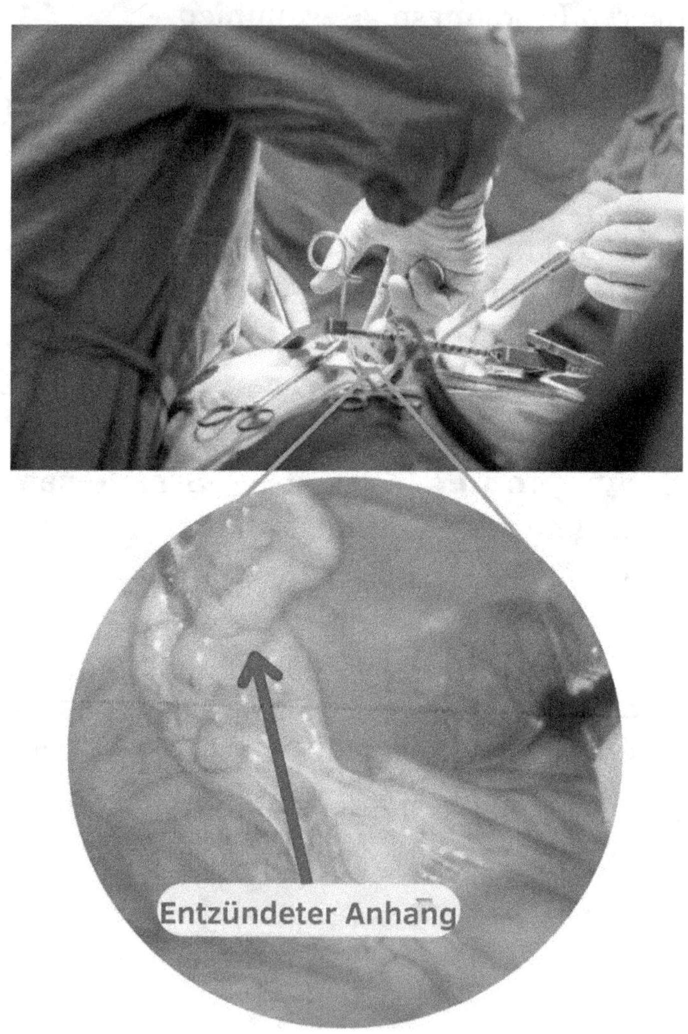

☑Vor einer Appendektomie

Die meisten Blinddarm Entfernungen werden 24 Stunden nach der Diagnose einer akuten Blinddarmentzündung geplant. Um so schnell wie möglich mit der Behandlung Ihrer Infektion mit Antibiotika zu beginnen, wird Ihr medizinisches Team einen Infusionsschlauch in Ihre Vene einführen. Abhängig vom Ausmaß der Erkrankung kann die Antibiotikabehandlung ein bis sieben Tage nach dem Eingriff dauern. Ihr medizinisches Team überwacht möglicherweise gelegentlich Ihre Reaktion auf die Antibiotika, um sicherzustellen, dass eine Operation erforderlich ist, bevor weitere Maßnahmen ergriffen werden.

Um mehr über die genaue Art Ihrer Blinddarmentzündung herauszufinden, muss Ihr medizinisches Team möglicherweise bestimmte zusätzliche diagnostische Verfahren durchführen, wie z. B. Blutuntersuchungen und bildgebende Untersuchungen. Außerdem muss eine gründliche Anamnese eingeholt werden, die alle aktuellen Rezepte, Allergien und Krankheiten umfasst. Sie werden Ihnen die Art der geplanten Operation erläutern und auf der Grundlage dieser und anderer Überlegungen Ihre Genehmigung einholen. Acht Stunden vor dem Eingriff müssen Sie auf Nahrung und Flüssigkeiten verzichten, obwohl Sie während dieser Zeit über Ihren Infusionsschlauch mit Flüssigkeit versorgt werden.

☑ Während einer Appendektomie

Sie gehen in den Operationssaal, legen Ihren Schmuck ab und ziehen für die Operation einen Krankenhauskittel an. Während Sie auf dem Rücken liegen, wird Ihnen eine Vollnarkose verabreicht, um einen tiefen Schlaf herbeizuführen. Um Muskelkrämpfe zu vermeiden, wird Ihnen zusätzlich ein Muskelrelaxan verschrieben. Um die Atemwege offen zu halten und Ihre Atmung zu verfolgen, wird ein kleiner Schlauch in Ihren Mund und in Ihren Rachen eingeführt. Während des gesamten Eingriffs überwacht Ihr Anästhesist ständig Ihre Vitalfunktionen.

- **Laparoskopische Appendektomie:** Ihr Chirurg wird eine laparoskopische Appendektomie beginnen, indem er einen kleinen Einschnitt in der Nähe des Bauchnabels vornimmt. In den Einschnitt wird eine kleine Öffnung eingeführt und durch die Öffnung wird eine Kanüle – ein winziger Schlauch – eingeführt. Mit der Kanüle blasen Sie den Raum in Ihrem Bauch mit Kohlendioxidgas auf. Dies schafft zusätzlichen Platz für den Eingriff und verbessert die Sichtbarkeit der Bauchhöhle und ihres Inhalts auf Bildern. Anschließend wird die Kanüle herausgenommen und ein Laparoskop – ein langer, dünner Schlauch mit einer winzigen, hochauflösenden Lichtkamera – eingeführt. Der Chirurg kann den Blinddarm finden und die Instrumente durch ein bis drei kleine Einschnitte führen, indem er die Operation mithilfe der Kamera auf einem Videobildschirm präsentiert. Manchmal werden mit dem Laparoskop unerwartete Schwierigkeiten entdeckt, deren Behandlung möglicherweise den Wechsel von einem laparoskopischen Verfahren zu einem offenen Verfahren erforderlich machen kann.

- **Offene Appendektomie:** Ihr Chirurg wird einen einzelnen, größeren Schnitt in Ihrem rechten Unterbauch vornehmen, um eine offene Blinddarmentfernung durchzuführen. Um den Blinddarm darunter zu finden, werden Ihre Bauchmuskeln gespalten und Ihre Bauchhöhle freigelegt. Vor der Durchführung der Blinddarmentfernung muss möglicherweise Flüssigkeit oder Abszess abgelassen werden, der sich möglicherweise infolge Ihres Blinddarmdurchbruchs in Ihrer Bauchhöhle gebildet hat. Anschließend wird die Bauchhöhle mit einer Kochsalzlösung gespült.

Bei beiden Operationen wird Ihr Blinddarm genäht, anschließend vom Darm getrennt und entfernt. Durch Ihre Einschnitte werden Gase und zusätzliche Flüssigkeit freigesetzt. Ihr Chirurg kann einen Drainageschlauch in Ihrem Bauch belassen, um weiterhin Flüssigkeiten abzuleiten, und ihn später entfernen, wenn bei Ihnen eine Bauchfellentzündung auftritt. Ihr Atemschlauch wird herausgenommen und Ihre Wunden werden gereinigt, behandelt und vernäht. Danach werden Sie in einem Aufwachraum untergebracht, bis Sie wieder zu sich kommen.

☑ Nach einer Blinddarmentfernung

Sie könnten noch am selben Tag nach Hause zurückkehren, wenn Ihre laparoskopische Appendektomie einfach verlaufen wäre. Während die Narkose jedoch noch nachlässt, müssen Sie sich von einer anderen Person nach Hause fahren lassen. Wenn Sie sich einer offenen Operation unterzogen haben oder einen Blinddarm-Durchriss erlitten haben, kann sich Ihr Krankenhausaufenthalt über mehrere Tage verlängern. Während Ihr medizinisches Team Ihren Status weiterhin überwacht, erhalten Sie weiterhin intravenöse Antibiotika. Möglicherweise ist die Entfernung Ihres Drainageschlauchs dennoch notwendig.

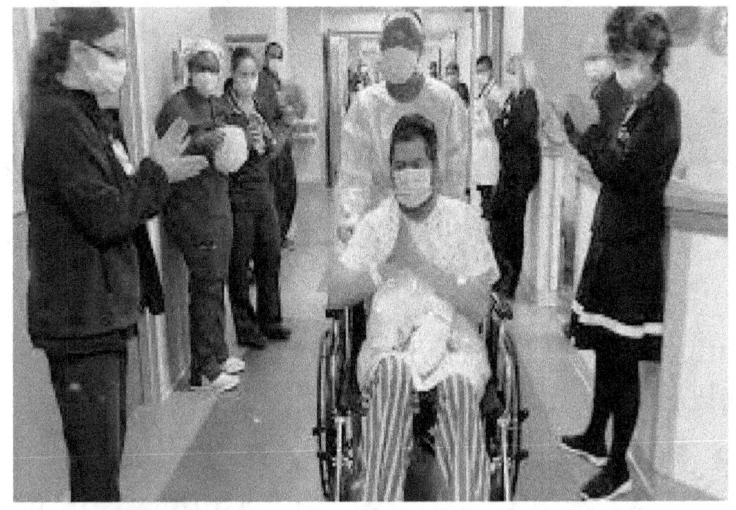

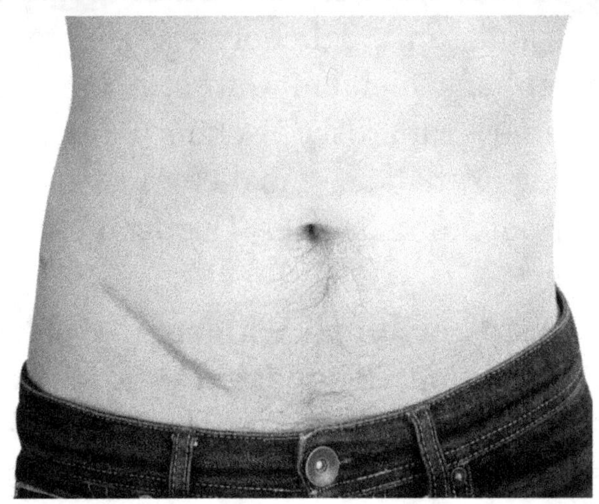

Abschnitt 6
Erholung nach einer Appendektomie

Die Genesung nach einer Blinddarmentfernung kann je nach Art der durchgeführten Operation, dem allgemeinen Gesundheitszustand des Patienten und der Schwere der Blinddarmentzündung variieren. Hier sind einige allgemeine Richtlinien für die Genesung nach einer Blinddarmentfernung:

- **Krankenhausaufenthalt:** Patienten, die sich einer offenen Appendektomie unterzogen haben, müssen möglicherweise einige Tage im Krankenhaus bleiben, während Patienten, die sich einer laparoskopischen Appendektomie unterzogen haben, möglicherweise noch am selben oder am nächsten Tag nach Hause gehen können.

- **Schmerztherapie:** Patienten können nach der Operation Schmerzen und Unwohlsein verspüren. Ärzte werden Medikamente verschreiben, um diese Schmerzen zu lindern.

- **Diät:** Zu Beginn kann ein Patient eine flüssige oder weiche Diät zu sich nehmen. Ärzte stellen sie nach und nach auf feste Nahrung um, während sich das Verdauungssystem erholt. Um Komplikationen zu vermeiden, ist es wichtig, die Anweisungen des Arztes bezüglich der Ernährung zu befolgen.

- **Aktivität:** Der Arzt kann den Patienten raten, für einige Wochen nach der Operation schweres Heben und anstrengende Aktivitäten zu vermeiden. Nach und nach können sie mit leichten Übungen und Spaziergängen beginnen, um den Genesungsprozess zu unterstützen.

- **Nachsorge:** Um den Heilungsprozess zu überwachen und sicherzustellen, dass es keine Komplikationen gibt, ist es wichtig, dass der Arzt postoperative Kontrolluntersuchungen durchführt.

Im Allgemeinen erholen sich die meisten Patienten innerhalb von 4 bis 6 Wochen nach einer Blinddarmentfernung vollständig, bei einigen Patienten kann es jedoch länger dauern, abhängig von ihrem allgemeinen Gesundheitszustand und der Art der durchgeführten Operation. Es ist wichtig, die Anweisungen des Arztes bezüglich der Genesung zu befolgen, um eine reibungslose und schnelle Genesung zu gewährleisten.

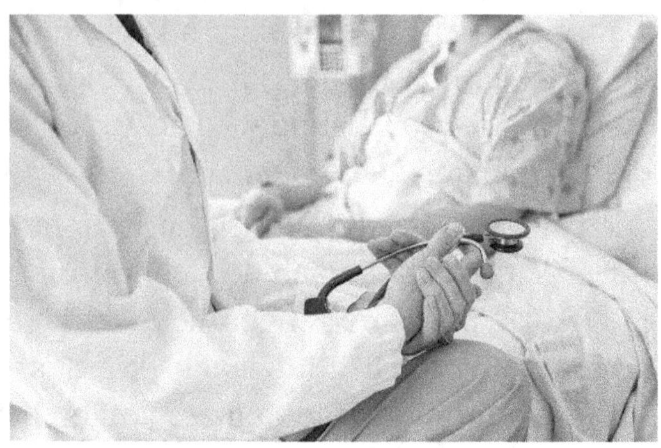

Erholungsdauer

Die Komplexität Ihrer Blinddarmentzündung und Operation sowie die Reaktion Ihres Körpers auf den Eingriff wirken sich alle darauf aus, wie lange die Genesung dauert. Innerhalb weniger Tage sollten Beschwerden und Nebenwirkungen in der Regel deutlich nachlassen. Es kann einige Tage oder Wochen dauern, bis Sie Ihren regulären Aktivitäten wieder nachgehen können. Die meisten Menschen heilen nach sechs Wochen vollständig ab.

Die Dos and Don'ts nach einer Blinddarmentfernung

Halten Sie sich bei der Erholung zu Hause an die folgenden Empfehlungen:

Des:

- Um Infektionen zu vermeiden, stellen Sie sicher, dass Ihre Einschnitte trocken und sauber sind.

- Bis Ihr Darm in der Lage ist, festere Nahrung zu vertragen, nehmen Sie weiche Nahrung zu sich. Geh langsam.

- Machen Sie nicht zu viel körperliche Bewegung. Wenn Sie sich einer offenen Operation unterzogen haben, kann längeres Stehen zu Schmerzen in der Bauchmuskulatur führen.

- Informieren Sie Ihren Arzt, wenn bei Ihnen ungewöhnliche Symptome auftreten.

Don'ts:

- Verwenden Sie Medikamente, die Ihnen Ihr Arzt nicht verschrieben hat. Bestimmte Schmerzmittel können die Wahrscheinlichkeit einer Blutung erhöhen.

- Baden Sie ohne Anweisungen. Warten Sie, bis Ihre Nähte entfernt sind, bevor Sie schwimmen gehen.

- Belasten Sie Ihre Bauchmuskeln. Vermeiden Sie schweres Heben und Treppensteigen.

- Bleiben Sie stets bewegungslos. Es ist wichtig, regelmäßig zu stehen und sich zu bewegen, um Ihr Verdauungssystem in Schwung zu halten und Blutgerinnsel zu vermeiden.

Wann Sie Ihre Genesung mit Ihrem Arzt besprechen sollten

Im Allgemeinen sollten Sie spätestens zwei bis drei Wochen nach dem Eingriff einen Termin für eine Nachuntersuchung bei Ihrem Arzt vereinbaren. Sobald Sie jedoch Anzeichen einer solchen Infektion bemerken, sollten Sie sich an Ihren Arzt wenden.

- Schwellungen oder Rötungen an der Stelle, an der der Einschnitt vorgenommen wurde.
- Fieber.
- Bauchkrämpfe.
- Appetitverlust.

Abschluss

Eine unbehandelte Blinddarmentzündung erhöht das Risiko einer Blinddarm-Ruptur. Obwohl die genauen Wahrscheinlichkeiten nicht berechnet werden können und je nach den individuellen Umständen einer Person und dem Stadium der

Blinddarmentzündung variieren, wird in der Regel ein frühzeitiger chirurgischer Eingriff empfohlen, um das Risiko eines Bruchs und damit verbundener Komplikationen zu verringern. Eine häufige chirurgische Methode zur Behandlung einer Blinddarmentzündung oder als prophylaktische Strategie für Menschen mit rezidivierenden Blinddarmentzündungen in der Vorgeschichte ist eine Blinddarmentfernung. Die Entfernung des Blinddarms bzw. die Appendektomie gilt in der Regel als sicherer chirurgischer Eingriff. Obwohl sie selten sind, können bei jeder Operation Risiken und Probleme auftreten.

Zur Durchführung der Operation kann ein Chirurg mehrere Verfahren anwenden. Es besteht aus laparoskopischen, offenen und laparoskopischen Eingriffen mit einem Schnitt. Das Ausmaß und die Komplexität der Blinddarmentzündung, der allgemeine Gesundheitszustand des Patienten sowie die Präferenz und Erfahrung des Chirurgen spielen alle eine Rolle bei der Art der durchgeführten Blinddarmentfernung. Der allgemeine Gesundheitszustand des Patienten wird durch die Blinddarmentfernung nicht beeinträchtigt.

Niemand möchte sich einer Bauchoperation unterziehen. Aber wenn Sie jemals eine

Blinddarmentzündung bekommen, brauchen Sie schnelle Linderung. Die sicherste und effizienteste Methode zur Behandlung einer Blinddarmentzündung ist nach wie vor die chirurgische Blinddarmentfernung. Dieses Verfahren kann verhindern, dass sich die potenziell tödliche Infektion ausbreitet und erneut auftritt. Wenn die Bedingungen es zulassen, kann die Appendektomie dank neuerer Fortschritte wie der Laparoskopie als weniger invasive ambulante Behandlung durchgeführt werden. Wir hoffen aufrichtig, dass Sie keinen benötigen, aber wenn Sie dies tun, gehören Sie zu den Hunderttausenden Menschen, die sich jedes Jahr erfolgreich einer Blinddarmentfernung unterziehen.

FAQ zur Blinddarmentfernung Operation

Ist eine Appendektomie eine größere Operation?

Nicht unbedingt. In den USA ist die laparoskopische Appendektomie heute häufiger als die traditionelle offene Appendektomie. Die laparoskopische Chirurgie bietet eine weniger invasive Alternative zur offenen Bauchchirurgie, indem sie mehrere Mikroschnitte anstelle eines größeren Schnitts verwendet. Die laparoskopische Appendektomie ist mit weniger Schmerzen und einer schnelleren Genesungszeit verbunden. Die Art der Appendektomie, die Sie erhalten, kann von Ihrem Zustand sowie der Ausbildung und dem Urteilsvermögen Ihres Chirurgen abhängen.

Ist eine Blinddarmentfernung schmerzhaft?

Während der Operation schlafen Sie unter Vollnarkose. Danach werden Sie wahrscheinlich leichte Schmerzen an der Stelle der Einschnitte verspüren. Dies sollte sich innerhalb weniger Tage bessern. Ihr Arzt kann Ihnen geeignete Schmerzmittel verschreiben, um Sie während Ihrer

Genesung zu unterstützen. Viele Menschen kommen ohne verschreibungspflichtige Schmerzmittel gut zurecht, Sie können sie jedoch einige Tage lang anwenden.

Kann ich nach der Blinddarmentfernung wieder gehen?

Nach einer Blinddarmoperation wird das Gehen als sanfte Aktivität in den ersten Wochen der Genesung empfohlen. Der Zeitpunkt für die Rückkehr zu normalen Aktivitäten variiert je nach Eingriff (laparoskopisch oder offen) und Heilungsfortschritt. Spezifische Einschränkungen und Vorsichtsmaßnahmen sollten befolgt werden und anstrengende Aktivitäten bis zur Freigabe durch den Chirurgen vermieden werden.

Im Allgemeinen empfehlen Ärzte nach jeder Operation sanfte Bewegung, um Steifheit und Schmerzen zu vermeiden und die Heilung zu fördern. In diesem Artikel besprechen wir, ob ein Patient nach einer Blinddarmentfernung wieder gehen kann und ob dabei Vorsichtsmaßnahmen zu beachten sind.

Darf ein Patient nach der Blinddarmentfernung Operation gehen?

Ja, ein Patient kann nach einer Blinddarmentfernung gehen. In den ersten Tagen der Genesung ermutigen Ärzte Gehen als sanfte Form der Aktivität. Es hilft bei der Aufrechterhaltung der Blutzirkulation, beugt Blutgerinnseln, Lungenentzündung und Verstopfung vor und unterstützt schließlich den Genesungsprozess. Tatsächlich ist Gehen die einzige Übung, die Ärzte in den ersten Wochen nach der Operation erlauben. Es ist jedoch wichtig, langsam zu beginnen und Ihr Aktivitätsniveau schrittweise zu steigern, wenn Sie Lust dazu haben.

Wie schnell kann ich nach einer Blinddarmoperation zu normalen Aktivitäten zurückkehren?

Der Zeitpunkt für die Rückkehr zu normalen Aktivitäten danach hängt von der Art des durchgeführten Eingriffs (laparoskopisch oder offen) und Ihrem Heilungsprozess ab. Wenn sich ein Patient einer laparoskopischen Appendektomie unterzogen hatte,Da es sich um einen minimalinvasiven Eingriff handelt, können Sie Ihre normalen Aktivitäten früher wieder aufnehmen. Im Allgemeinen dauert es ca. Die Erholungszeit nach einer laparoskopischen Appendektomie dauert etwa ein bis drei Wochen, bei einer offenen Appendektomie etwa zwei bis vier Wochen. Wenn der Blinddarm jedoch gerissen ist, kann die Erholungsphase länger dauern, möglicherweise bis zu sechs Wochen oder länger. Es ist wichtig, dass Sie Ihren Chirurgen konsultieren, um spezifische Hinweise zu Ihrem Genesungs-Zeitplan zu erhalten.

Gibt es während der Erholungsphase besondere Einschränkungen oder Vorsichtsmaßnahmen, die beachtet werden müssen?

Nach einer Blinddarmentfernung sollten Sie spazieren gehen und an sanften Aktivitäten teilnehmen. Es ist jedoch wichtig, die postoperativen Anweisungen Ihres Chirurgen bezüglich Einschränkungen und Vorsichtsmaßnahmen zu befolgen.Vermeiden Sie anstrengende Aktivitäten, schweres Heben oder Aufgaben, die eine übermäßige Belastung darstellen auf den chirurgischen Schnitt, bis Ihr Chirurg es zulässt. Es hilft, Komplikationen vorzubeugen und unterstützt die ordnungsgemäße Heilung. Der Genesungsprozess ist für jeden Patienten aufgrund seines Zustands einzigartig. Für eine sichere und erfolgreiche Genesung nach einer Blinddarmentfernung ist es daher wichtig, den persönlichen Ratschlägen und Anleitungen Ihres Chirurgen zu folgen.

Kann man während einer Blinddarmoperation wach bleiben?

Vielleicht. Während einer Appendektomie ist der durch die Anästhesie induzierte Schlaf für den Patientenkomfort und die Schmerzbehandlung von entscheidender Bedeutung. In der Regel wird eine Vollnarkose durchgeführt, die den Patienten zum Einschlafen bringt und so eine schmerzfreie Operation gewährleistet. In einigen Fällen kann stattdessen eine Lokalanästhesie eingesetzt werden, die es dem Patienten ermöglicht, wach zu bleiben, während der Bereich betäubt ist. Ziel der Anästhesie ist es, für das Operationsteam eine sichere und angenehme Umgebung für die Durchführung des Eingriffs zu schaffen.

Wenn ein Patient unter Vollnarkose steht, schläft er normalerweise während eines chirurgischen Eingriffs ein. Wenn die Ärzte jedoch eine Lokal- oder Regionalanästhesie anwenden, bleibt der Patient wach. In diesem Artikel untersuchen wir die Notwendigkeit einer Anästhesie während einer Blinddarmentfernung Operation. Wir besprechen auch die Situationen, in denen der Patient während der Appendektomie wach bleibt.

Warum ist eine Anästhesie bei einer Appendektomie unerlässlich?

Anästhesie ist während einer Blinddarmentfernung von entscheidender Bedeutung, um sicherzustellen, dass sich der Patient wohl fühlt und die Schmerzen unter Kontrolle sind. Die Vollnarkose führt zu tiefem Schlaf, eliminiert Schmerzempfindungen und ermöglicht dem Operationsteam, den Eingriff ungestört durchzuführen. Außerdem entspannt es die Muskeln und induziert eine vorübergehende Lähmung, um die Immobilität während der Operation sicherzustellen. Anästhesie trägt dazu bei, eine kontrollierte und stabile Umgebung zu schaffen. Dadurch kann sich der Chirurg auf die Operation konzentrieren und gleichzeitig die Vitalfunktionen überwachen, um die Sicherheit des Patienten zu gewährleisten. Zusammenfassend lässt sich sagen, dass die Anästhesie eine entscheidende Rolle dabei spielt, dem Patienten, der sich einer Blinddarmentfernung unterzieht, ein schmerzfreies und sicheres chirurgisches Erlebnis zu ermöglichen.

Welche typische Anästhesie wird bei einer Appendektomie angewendet?

Bei den meisten Blinddarmoperationen verwenden Ärzte eine Vollnarkose oder eine Regionalanästhesie. Sie sorgen dafür, dass der Patient tief schlafen und keine Schmerzen verspürt. Dabei werden

Medikamente über eine Infusion oder Inhalation verabreicht, um Bewusstlosigkeit hervorzurufen. Dies ermöglicht dem Operationsteam eine sichere und schmerzfreie Durchführung der Operation.

Gibt es Fälle, in denen der Patient während des Eingriffs wach bleibt?

Ja. In einigen Fällen können die Ärzte bei einer Blinddarmentfernung eine Lokalanästhesie anstelle einer Vollnarkose anwenden, bei der der Patient wach bleibt. Forscher haben beispielsweise herausgefunden, dass die laparoskopisch unterstützte Zwei-Port-Appendektomie unter örtlicher Betäubung eine sichere und wirksame Methode zur Behandlung einer unkomplizierten Blinddarmentzündung bei Erwachsenen sein könnte.

Bei der Lokalanästhesie wird der Operationsbereich typischerweise durch eine Injektion betäubt. Der Zweck der Lokalanästhesie besteht darin, dass der Patient aufgrund der lokalen Betäubung Wirkung keine Schmerzen verspürt, solange er wach bleibt. Es ist jedoch wichtig zu beachten, dass der Einsatz einer Lokalanästhesie anstelle einer Vollnarkose weniger verbreitet ist und in der Regel von Fall zu Fall entschieden wird, abhängig vom Zustand des Patienten und der Beurteilung des Chirurgen.

Wächst der Blinddarm nach der chirurgischen Entfernung nach?

Nach einer Blinddarmentfernung kann der Blinddarm nicht nachwachsen, da ihm die Regenerationsfähigkeit fehlt. Die Leber ist ein Organ, das sich regenerieren kann, ein Blinddarm jedoch nicht. In seltenen Fällen kann es jedoch zu Restgewebe oder einem Stumpf kommen, was zu einer Stumpf-Appendizitis führen kann, einer seltenen Komplikation. Es ist wichtig, zwischen Blinddarm Regeneration und Blinddarm-Stumpf Entzündung zu unterscheiden, da es sich dabei um unterschiedliche Vorkommnisse handelt.

Die Appendektomie ist ein chirurgischer Eingriff zur Entfernung des Blinddarms. Chirurgen können die Blinddarmentfernung mit verschiedenen Techniken durchführen, darunter offene, laparoskopische und laparoskopische Einzel Inzision Chirurgie (SILS). Nach einer Blinddarmoperation oder Blinddarmentfernung äußern viele Patienten diesbezüglich verschiedene Zweifel. In diesem Artikel werden wir besprechen, ob ein Blinddarm nach einer Operation nachwachsen kann und was ein regeneratives Gewebe oder Organ ist.

Was ist ein regeneratives Gewebe oder Organ?

Ein regeneratives Organ oder Gewebe ist eine bemerkenswerte biologische Struktur im Körper. Es ist in der Lage, sich nach einer Verletzung, Beschädigung oder normaler Abnutzung selbst wiederherzustellen und zu reparieren. Im Gegensatz zu Organen oder Geweben ohne regenerative Fähigkeiten können regenerative Organe nachwachsen und ihre ursprüngliche Form und Funktion wiedererlangen. Dieses bemerkenswerte Regenerationspotential entsteht durch das Vorhandensein spezialisierter Zellen wie Stammzellen, die die einzigartige Fähigkeit besitzen, beschädigte oder verlorene Zellen zu differenzieren und zu ersetzen. Bemerkenswerte Beispiele für regenerative Organe sind die Leber, die für ihre Fähigkeit bekannt ist, verlorenes Gewebe zu regenerieren, und die Haut, die sich selbst erneuern kann, um die Wundheilung zu erleichtern.

Kann sich der Blinddarm nach der chirurgischen Entfernung regenerieren?

Nein. Der Anhang kann nach der Operation nicht nachwachsen. Nach der chirurgischen Entfernung des Blinddarms besteht keine Möglichkeit einer Regeneration, da der Blinddarm nicht über die Fähigkeit verfügt, nachzuwachsen. Im Gegensatz zur

Leber, die über regenerative Fähigkeiten verfügt, fehlt dem Blinddarm diese bemerkenswerte Fähigkeit.

Nach der Operation können bei den Patienten nur geringe Nachwirkungen auftreten. In seltenen Fällen kann es nach der Blinddarmentfernung zu Restgewebe oder einem Stumpf kommen. In solchen Fällen besteht das potenzielle Risiko einer erneuten Entzündung des verbleibenden Blinddarm-Gewebes, was zu einer Erkrankung führt, die als Blinddarmentzündung bezeichnet wird. Eine Blinddarmentzündung stellt eine relativ seltene Komplikation dar, die nach der chirurgischen Entfernung des Blinddarms auftritt. Das genaue Auftreten dieses Phänomens bleibt ungewiss, da nur begrenzte umfassende Daten zu seinen Auftretensraten vorliegen.

Daher wächst der Blinddarm nach der chirurgischen Entfernung nicht mehr nach. Sie dürfen dies nicht mit einer Blinddarmentzündung verwechseln, da diese völlig unterschiedlich sind.

www.ingramcontent.com/pod-product-compliance
Lightning Source LLC
Chambersburg PA
CBHW071007260726
48661CB00007B/2840